1 MONTH OF
FREE
READING

at

www.ForgottenBooks.com

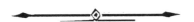

By purchasing this book you are eligible for one month membership to ForgottenBooks.com, giving you unlimited access to our entire collection of over 1,000,000 titles via our web site and mobile apps.

To claim your free month visit: www.forgottenbooks.com/free382250

ISBN 978-0-484-31244-8
PIBN 10382250

CHIRURGIE SIMPLIFIÉE.

NOUVEAU SYSTÈME

DE

SEMENTS INAMOVIBLES.

MÉMOIRE

A LA SÉANCE DE L'ACADÉMIE ROYALE DE MÉDECINE DE BELGIQUE

LE 2 OCTOBRE 1852,

PAR

LE DOCTEUR BURGGRAEVE,

Membre titulaire de l'Académie,
chevalier de l'ordre de Léopold, ex-professeur d'anatomie,
professeur de clinique chirurgicale
Université de Gand, chirurgien principal de l'hôpital civil de la même ville,
membre fondateur de la Société de médecine
de Gand, membre correspondant de plusieurs Sociétés savantes
du pays et de l'étranger.

AVEC PLANCHES.

BRUXELLES;

J.-B. DE MORTIER, ÉDITEUR,

IMPRIMEUR DE L'ACADÉMIE DE MÉDECINE,

26, rue d'Édimbourg, faubourg de Namur.

1855

NOUVEAU SYSTÈME

DE

PANSEMENTS INAMOVIBLES.

DÉPOSÉ.

CHIRURGIE SIMPLIFIÉE.

NOUVEAU SYSTÈME

DE

PANSEMENTS INAMOVIBLES.

MÉMOIRE

LU A LA SÉANCE DE L'ACADEMIE ROYALE DE MEDECINE DE BELGIQUE

LE 2 OCTOBRE 1852;

PAR

LE DOCTEUR BURGGRAEVE,

Membre titulaire de l'Académie,
chevalier de l'ordre de Leopold, ex professeur d'anatomie,
professeur de clinique chirurgicale
a l'Université de Gand, chirurgien principal de l'hôpital civil de la meme ville,
membre fondateur de la Société de médecine
de Gand, membre correspondant de plusieurs Sociétés savantes
du pays et de l'étranger

AVEC PLANCHES.

BRUXELLES,

J.-B. DE MORTIER, ÉDITEUR,

IMPRIMEUR DE L'ACADÉMIE DE MÉDECINE,

26, rue d'Edimbourg, faubourg de Namur

1853

A

MONSIEUR LE BARON SEUTIN,

AUTEUR

DE LA MÉTHODE AMOVO-INAMOVIBLE.

Monsieur et très-honoré Collègue,

Il y a près de six ans, lorsque le bruit des premiers essais faits avec les appareils ouatés à l'hôpital civil de Gand, dans mon service universitaire, commença à se répandre, vous m'honorâtes d'une visite dont je conserverai éternellement un reconnaissant souvenir, parce qu'elle prouve l'importance que vous ajoutiez dès ce moment à ce que vous avez bien voulu nommer *une modification importante de votre méthode.* Maintenant que,

a

grâce à cette *modification,* les pansements *inamovibles* vont se généraliser dans la pratique, j'ose attendre de votre part la même impartialité. Dans l'absence de tout titre personnel, j'ai pour moi les intérêts sacrés de l'humanité qui ont toujours trouvé en vous un ardent défenseur. Je le sais, des récriminations vont surgir de la part de ceux qui, plus partisans de votre système que vous-même, ne me pardonneront pas d'y avoir porté la main. Peut-être, on criera au plagiat, à la piraterie scientifique. Mais je m'en console, fort de ma conscience et de mon devoir.

Agréez, Monsieur et très-honoré Collègue, l'assurance de mon estime.

P. BURGGRAEVE.

PRÉFACE.

L'*inamovibilité* dans les pansements est une des questions les plus importantes de la chirurgie ; et cependant elle n'est pas encore résolue en ce moment.

Successivement abandonnée et reprise, elle a reçu dans ces derniers temps un retentissement qui s'est propagé à tout le monde médical, grâce à l'incessante activité de l'auteur de la méthode amovo-inamovible.

Le mode de déligation que nous venons proposer à notre tour, a reçu la sanction de cinq années d'expérimentation dans un des hôpitaux les plus considérables pour la multiplicité et la variété des cas qui s'y présentent chaque jour.

Ce mode répond à la simplicité du principe de l'*inamovibilité*.

Il offre également toute sécurité pour le malade.

Sera-t-il de nature à fixer les incertitudes des praticiens et à obtenir leur confiance?

Nous l'espérons.

L'accueil favorable que l'Académie royale de médecine de Belgique a fait à notre communication, nous est un garant de l'intérêt que nos Confrères en général voudront bien lui accorder.

Ce sera notre plus belle récompense si nous parvenons à les rallier à un principe qui, dans le plus grand nombre des cas, doit faire la règle du chirurgien.

Gand, 15 décembre 1852.

Dr BURGGRAEVE.

NOUVEAU SYSTÈME

DE

PANSEMENTS INAMOVIBLES.

———◆———

INTRODUCTION HISTORIQUE.

—

Le principe de l'inamovibilité dans les pansements appartient à la médecine d'instinct.

Un menuisier se fait, sous nos yeux, une profonde entaille au doigt indicateur de la main gauche ; vite, il prend un morceau de papier gris, en enveloppe la plaie, assujétit l'organe presque coupé avec de petits copeaux et enduit le tout d'une couche de colle forte. Il reprend son travail sans plus s'inquiéter de l'accident. La réunion eut lieu sans que le pansement dût être enlevé.

C'est là l'histoire tout entière de la méthode inamovible.

Cette méthode se retrouve chez tous les peuples.

Les sauvages se servent, pour faire consolider les
fractures, de mousse ou de feuilles glutineuses qu'ils
laissent sécher sur place, de manière à former une
coque solide.

Les Grecs emploient une sorte de mastic.

Les Arabes, une couche de terre glaise qui, en se
desséchant, acquiert la dureté du plâtre.

Les Brésiliens, une sorte de jonc solide et élastique qui sert à rendre la coaptation permanente.

Les Indiens, un moule en plâtre.

Ce sont à peu près toutes les méthodes dont l'art
s'est ensuite emparé.

La doctrine d'Hippocrate, celle de lever l'appareil à
fractures trois jours après son application et de le réap-
pliquer ensuite chaque fois qu'il est dérangé, était
suivie par les médecins et enseignée dans les écoles,
quand Belloste, en 1696, employa les pansements inamovibles des Arabes, consistant à envelopper la fracture de
linges trempés dans un liquide composé d'œufs, d'un
peu d'huile rosat et d'une petite quantité de vinaigre.

Cet appareil, que le chirurgien français appliqua sur
un soldat, resta à demeure pendant vingt jours entiers.

En 1751, Moscati, dans une fracture du col de

l'humérus, se servit d'une forme de moule composé d'étoupes et de compresses trempées dans du blanc d'œuf battu qu'il maintint par des tours de bande pendant trente jours. Cet appareil fut ensuite remplacé par un second, plus léger, qui suffit jusqu'à guérison parfaite.

Ledran employa un défensif formé de blancs d'œufs battus, de vinaigre et soit de bol d'Arménie, soit d'a-*midon*, soit de plâtre.

Cheselden composa son défensif d'œufs et de farine.

A l'hôpital civil de Gand, nous avons vu feu le professeur Kluyskens employer également, dans les fractures de l'épaule, un défensif composé de blancs d'œufs, de plâtre et d'étoupes.

L'inamovibilité n'avait cependant pas été adoptée par la généralité des chirurgiens, restés, comme aujourd'hui, Hippocratistes. Ils craignaient les accidents dans les fractures soustraites à la vue, principalement l'inflammation et la gangrène.

Larrey, ce grand chirurgien, né sous l'empire des circonstances qui font les génies, Larrey revint aux bandages inamovibles. Son appareil consista en un appareil à fracture ordinaire, arrosé et imbibé d'un liquide résolutif fait avec un mélange d'alcool camphré, d'extrait de saturne et de blancs d'œufs, battu

dans de l'eau. Ce bandage, en séchant, devenait solide et était laissé en place jusqu'à guérison, à moins
d'accidents.

Ces accidents provenaient surtout des plaies et des
suppurations. Souvent il arrivait que la putréfaction
s'emparant de l'appareil, répandait au loin une odeur
infecte. On comprend les inconvénients qui devaient
en résulter dans les hôpitaux encombrés de blessés.

La méthode de Larrey fut cependant mise en usage
par quelques praticiens.

En 1829, M. Velpeau employa à l'hôpital Saint-An-
toine, à Paris, un bandage consistant en un gâteau d'é-
toupe imbibé du liquide résolutif de Larrey, et appliqué
immédiatement sur le membre, puis recouvert d'un
bandage de Seultet ou d'une simple bande roulée.

En 1830, M. Robert, dans sa thèse inaugurale,
démontra tous les avantages de l'appareil inamovible.

En 1832, une discussion s'ouvrit dans la *Gazette
médicale de Paris*, sur les avantages et les inconvénients de l'appareil de Larrey. Les adversaires de ce
bandage en rappelèrent les embarras et les dangers :
le retrait des parties gonflées sous la coque, la réten-

tion du pus, le développement d'anévrysmes diffus, l'inflammation, la gangrène, etc. Les partisans en firent ressortir au contraire les avantages : la possibilité d'appliquer l'appareil dans presque toutes les fractures, l'économie de temps et de peines, la facilité pour le transport des blessés, l'exclusion de l'air, *avantage incalculable quand il y a solution de continuité.*

Il ressort évidemment de ce débat, qu'en principe, l'appareil de Larrey était bon, mais qu'il fallait le modifier dans l'application. De là les différentes tentatives qui ne firent cependant que reproduire les appareils primitifs.

En 1812, Assalini proposa un bandage composé de carton mouillé et de fanons.

En 1814, Hendrikx, de Groeningue, fit usage du plâtre coulé, qui fut employé également en Allemagne par le docteur Keyl et Dieffenbach.

Richter, en 1852, proposa du sable mouillé au lieu du plâtre.

Froriep composa des moules de plâtre de plusieurs

pièces, afin de pouvoir les enlever et surveiller la fracture.

Il est inutile, pensons-nous, de faire ressortir les inconvénients de ces moules, qui irritent le membre par leur contact, entretiennent un froid humide, favorable aux rhumatismes, laissent la fracture jouer, de manière qu'il n'y a pas de coaptation et souvent pas de consolidation.

Nous arrivons maintenant aux bandages amidonnés et dextrinés, dont MM. Sentin et Velpeau se sont disputé l'initiative.

Les premiers essais de notre compatriote remontent à 1834. En 1835, M. le docteur Marinus en exposait les principes dans le *Bulletin médical belge*. Les premiers appareils de M. Seutin ne furent que la reproduction des appareils ordinaires. Seulement aux attelles de bois il substitua le carton, et au liquide résolutif de Larrey, la colle d'amidon. M. Velpeau, au contraire, fit emploi de la dextrine. Jusqu'ici il n'y avait rien de neuf, et nous ne concevons pas la polémique assez ardente qui s'éleva entre ces deux chirurgiens. Le carton mouillé avait été employé par Assalini, et l'amidon, sur lequel sembla surtout porter le débat, par Ledran. Il n'y avait pas lieu aussi à revendiquer le principe de l'inamovibilité, car, comme nous l'a-vons dit, il est vieux comme le monde.

Ce que nous venons de dire s'applique également aux bandelettes de papier collées d'amidon de M. Laugier, aux bandelettes élastiques de MM. King et Christophers, aux bandelettes agglutinatives de feu le professeur De Lavacherie, aux planchettes et aux gouttières élastiques de Mayor. Il est évident que ce sont là des moyens renouvelés des Grecs, des Brésiliens, des Arabes, etc. Si M. Seutin n'avait inventé que ses appareils amidonnés, il n'aurait rien à revendiquer. Sa gloire fut d'avoir créé une méthode. Ainsi, afin de parer aux accidents produits non pas par l'inamovibilité, comme on l'a dit, mais par les moyens mis en usage pour l'obtenir, il inventa le compressimètre, rendit son bandage *amovo-inamovible* et permit aux blessés la déambulation.

Arrêtons-nous un instant sur ces modifications, d'abord sur la déambulation.

Ici nous devons à notre collègue des louanges sans réserve. C'est un service immense qu'il a rendu à l'humanité. Avant lui, les malades atteints de fractures, étaient condamnés à rester au lit, où le défaut d'air et d'exercice altérait leur santé, surtout dans les hôpitaux. Il les a pansés et leur a dit de se lever et de marcher, non pas sur le membre fracturé, mais avec des béquilles.

Le compressimètre est un cordon de fil qu'on interpose entre le membre et la coque amidonnée. En tirant sur ce cordon, on s'assure s'il glisse librement.

Si nous ne nous trompons, le besoin d'un compressimètre veut dire que l'appareil peut exercer une constriction nuisible. Cette dernière provient de la bande roulée, car on sait combien il est difficile d'appliquer celle-ci de manière à n'exercer qu'une compression méthodique. Pour peu qu'il se forme du gonflement, les doloires étranglent le membre, occasionnent des phlyctènes et, dans quelques circonstances, une gangrène étendue. C'est là sans doute le motif pour lequel le plus grand nombre des chirurgiens, même ceux qui ont adopté en principe l'appareil amidonné, ne l'appliquent que lorsque toute crainte d'inflammation est passée.

L'amovo-inamovibilité a été une autre conséquence de la possibilité de la constriction. N'osant entièrement se fier à son appareil, M. Seutiu l'incise après qu'il est sec, abat les valves et s'assure si tout est en bon état. Il est certain qu'ici le chirurgien belge a dû se départir du principe fondamental qui préside au traitement des solutions de continuité ou de contiguïté, l'inamovibilité. Sans doute, dans l'espèce, c'est un bien, mais ce bien n'existe qu'en vue de la possibilité d'un mal.

Dans les fractures compliquées de plaies, si pendant la confection de son appareil, il n'a pas ménagé dans les bandes et le carton des ouvertures ou fenêtres au niveau de la solution, M. Seutin pratique dans le bandage, au moyen de ciseaux, d'un bistouri ou d'un canif, une ou plusieurs pertes de substance, ou bien il fait au moyen de ses cisailles, à partir de la section longitudinale qui a servi à ouvrir la coque, deux divisions transversales, l'une au-dessus, l'autre au-dessous de la plaie, divisions qu'il répète au besoin sur l'autre valve, et il obtient ainsi des valves qui permettent d'arriver à la plaie.

Ici encore nous devons faire une remarque.

L'un des avantages de l'appareil inamovible, tel que l'emploient les peuples primitifs, c'est de ne devoir être ouvert, même quand il y a des plaies, ces dernières guérissant d'elles-mêmes par mode plastique. Ce résultat est dû à l'exclusion de l'air. Une plaie qu'on peut abriter contre cet agent ne suppure point, même quand elle n'est pas réunie par première intention. On en a la preuve dans les sections sous-cutanées. Les fenêtres doivent donc être évitées. Elles engagent à y voir et exposent la lésion à une foule d'accidents, dont le plus grave est la suppuration. Sous ce rapport encore, l'appareil de M. Seutin laisse à désirer.

Dans les plaies avec écrasement, les liquides résultant du détritus et, plus tard, le pus imprègnent la coque, la ramollissent et forcent de renouveler le pansement. De là encore une source d'embarras.

D'après ce que nous venons de dire, on voit sur quoi a dû porter le nouveau système de déligation que nous venons proposer à l'Académie. Les changements consistent :

1º Dans la restitution de l'inamovibilité pour le plus grand nombre des cas ;

2º Dans la suppression de la bande roulée, et par conséquent du compressimètre ;

5º Dans l'application directe de l'ouate ;

4º Dans la formation d'une coque imperméable ou emplastique pour les plaies ou les ulcères qui suppurent.

L'Académie jugera si nous avons atteint ces résultats.

DE

L'INAMOVIBILITÉ

EN GÉNÉRAL.

—◦—

La chirurgie s'est beaucoup modifiée depuis qu'elle a introduit dans les pansements le principe de l'inamovibilité. Une foule d'affections se trouvent ainsi réduites à leur expression la plus simple, et celles qui autrefois exigeaient une surveillance de tous les instants, n'appéllent plus maintenant que des soins éloignés, au point qu'on peut dire que, cette fois encore, le médecin donne la preuve que dans la noble mission qu'il remplit, il n'a en vue que l'intérèt de l'humanité.

2

En présentant ce mémoire à l'Académie, notre but est de faire voir comment on peut rendre le principe de l'inamovibilité de plus en plus applicable tant aux lésions des parties molles qu'à celles des parties dures. Nous le diviserons en deux parties : la première traitera des appareils ouatés, la seconde des appareils emplastiques.

PREMIÈRE PARTIE.

APPAREILS INAMOVIBLES OUATÉS.

———

Chargé d'un des services chirurgicaux les plus importants du pays, nous avons hâte de soumettre à l'Académie les résultats de notre pratique.

La Compagnie comprendra combien nous devons apporter de réserve dans les questions que nous allons avoir l'honneur de soulever devant elle. Il ne s'agit nullement d'amoindrir la gloire de l'auteur des bandages amidonnés. Cette gloire appartient à la Belgique entière, et tous nous devons la défendre contre les prétentions de l'étranger. Mais, dans l'intérêt même du principe que la chirurgie belge a su en quelque sorte faire sien, il importe d'écarter toute cause capable de servir d'argument ou de fin de non-recevoir à ses adversaires.

Or, de quoi ces derniers arguent-ils ? Du danger de la constriction et de la gangrène.

Pour donner leurs apaisements à ces craintes, notre collègue n'a-t-il pas dû inventer le *compressimètre?* N'a-t-il pas dû rendre ses bandages amovibles? Sans doute nous ne l'en blâmons pas; il a fait éviter par là bien des accidents. Mais ne vaut-il pas mieux rendre ces précautions inutiles? Un bandage qui n'expose à aucune compression nuisible et qui dans la généralité des cas n'a pas besoin d'être ouvert, soit parce qu'il a été trop serré, soit parce qu'il s'est relâché, ne remplit-il pas le mieux les conditions de l'inamovibilité?

Tels sont les pansements ouatés.

Indépendamment que leur application est extrêmement facile, ces pansements peuvent se faire sans imprimer au membre les secousses ou les ébranlements, qu'il est impossible d'éviter avec la bande roulée. L'ouate, employée en couches suffisamment épaisses, s'adapte exactement à tous les contours du membre et, par son élasticité, le suit dans son retrait; de sorte que, quel que soit le gonflement primitif et le dégonflement qui y succède, il ne se forme jamais de vide qui force d'inciser la coque soit pour diminuer les valves, soit pour les faire chevaucher.

Un autre avantage de l'ouate, c'est son effet sédatif. Cette action est connue depuis longtemps. Elle calme les douleurs et fait cesser les spasmes, circonstances si utiles dans les fractures et les luxations.

Par la chaleur douce et égale qu'elle répand autour de la partie malade, l'ouate active l'absorption, empêche les stases sanguines, régularise la circulation capillaire, soutient la vitalité et favorise le travail plastique, tandis que les autres topiques, tels que l'eau froide et les cataplasmes, le contrarient.

Comme intermédiaire entre la partie lésée et les moyens contentifs, l'ouate permet l'application immédiate de ces derniers sans qu'il puisse en résulter jamais d'inconvénients.

L'appareil ouaté réalise donc un grand progrès en chirurgie. Dans la plupart des cas traumatiques, il permet d'arriver, de prime abord, à une contention exacte des parties, dispense des médications qui nonseulement font perdre un temps précieux, mais par cela même qu'elles manquent leur but, exposent aux accidents les plus graves. Nous en trouvons la preuve dans les entorses.

Comme cette question vient d'être agitée par un des chirurgiens les plus distingués de la France, on nous permettra d'entrer par elle dans l'examen des différents cas d'application des appareils inamovibles ouatés.

TRAITEMENT DES ENTORSES ET DES LUXATIONS
PAR L'APPAREIL INAMOVIBLE OUATÉ.

———

Dans la statistique effrayante faite par M. Baudens sur les cas d'amputations suites d'entorses, ce chirurgien attribue une large part dans ces désastres, aux sangsues et aux cataplasmes. On conçoit que son premier soin a été de les proscrire.

M. Baudens traite les foulures par l'immersion prolongée dans l'eau froide, douze, quinze, vingt jours et même davantage, d'après la gravité des cas, et il n'arrive à l'immobilisation que lorsque toute crainte d'inflammation est passée. Plus tôt, il aurait peur de la constriction et de la gangrène.

C'est, comme on le voit, l'éternelle crainte de ceux qui ne se sont pas familiarisés avec les appareils inamovibles.

Mais aussi, il faut bien le dire, il existe dans ces appareils, tels qu'on les a compris jusqu'à ce jour, un élément dangereux, la bande roulée que proscrit l'appareil ouaté.

Dans notre service, à l'hôpital civil de Gand, les entorses sont invariablement traitées par la coque ouatée. La durée du traitement est celle qu'il faut à M. Baudens pour prévenir l'inflammation par l'eau froide et, dès le premier jour, le malade a pu se lever et se promener au moyen de béquilles.

Sans avoir la même aversion pour les sangsues, nous sommes peu dans le cas d'y avoir recours, à cause de l'action résolutive et antiphlogistique dont nous parlions tout à l'heure.

Notre traitement est d'ailleurs rationnel. Dans toute entorse, il y a distention, rupture des fibres ligamenteuses ou des tendons qui entourent l'articulation, impossibilité pour le malade de soutenir la partie foulée, qui pèse ainsi douloureusement sur le reste du membre, insomnie, si on ne s'oppose à cet état de souffrance, fièvre et, plus tard, toutes les suites résultant de l'arthrite traumatique qu'on n'a su ni prévenir ni combattre.

Nous dirons maintenant à M. Baudens que l'eau froide stupéfie le membre, mais n'y éteint pas l'irritation. La preuve, c'est qu'au moindre oubli, à la moindre négligence, la réaction survient d'autant plus redoutable qu'elle a été contenue.

Ne vaut-il pas mieux dissiper immédiatement cette irritation en neutralisant ou en enlevant les causes qui l'entretiennent? Puis le froid est l'ennemi des articulations. Il y dépose le germe de rhumatismes toujours difficiles à combattre. D'ailleurs, dans une foule de cas, le froid est inapplicable, comme chez les femmes, à leurs époques, chez les poitrinaires, les hémoptoïques, etc. Pourquoi ne pas aller au devant de ces inconvénients et appliquer immédiatement l'appareil ouaté, puisque celui-ci guérit dans tous les cas?

Mais laissons parler les faits.

PREMIÈRE OBSERVATION.

Entorse du pied.

La nommée Van Laer, âgée de vingt-quatre ans, servante, est tombée d'un premier étage, pendant qu'elle se trouvait debout sur le seuil de la fenêtre. Le coup fut amorti par une berce en osier, et l'accident se réduisit à une forte contusion des lombes et une entorse interne du pied droit. Nous ne constatons aucun symptôme du côté de la moelle épinière et de la tête. La blessée a repris immédiatement connaissance. Elle se plaint d'une forte douleur dans les reins et le pied. Il existe au côté externe de ce dernier, au devant de la malléole, une tuméfaction, un empâtement considérable, crépitant sous la pression. Les mouvements ginglymoïdaux sont libres ; l'adduction est très-douloureuse. Le pied pèse péniblement sur le membre et la malade ne sait où le poser. Comme l'accident est arrivé dans une maison particulière où on ne peut donner à la blessée les soins nécessaires, nous lui délivrons un billet d'hôpital. En attendant son transport, des fomentations froides furent appliquées. Je ne vis la malade qu'à la visite du lendemain. Le gonflement du pied avait alors considérablement augmenté. L'empâtement avait pris plus de consistance et la crépitation avait disparu. Les douleurs des lombes et du pied étaient fort vives. La nuit avait été sans sommeil et la fièvre s'était allumée. J'ordonnai une abondante saignée et procédai à l'application de l'appareil ouaté, tant aux lombes qu'au pied. Les douleurs cessèrent aussitôt et, avec elles, l'agitation fébrile. Au bout de trois jours, la malade pouvait se lever et nous n'avons plus eu à nous en occuper que pour régler le régime. La guérison, retardée par la contusion des lombes, eut lieu au bout de vingt jours.

DEUXIÈME OBSERVATION.

Entorse grave du poignet.

Le nommé Théodore Van Welden, âgé de cinquante-neuf ans, d'une constitution robuste, s'est fait une entorse en tombant sur la face dorsale du poignet. Il existe un épanchement de sang considérable. Les mouvements de pronation et de supination sont douloureux et arrachent des cris au malade. Il y a gonflement et chaleur morbide. L'appareil ouaté ayant été appliqué, le soulagement eut lieu aussitôt. Le lendemain, l'appareil est ouvert uniquement pour faire voir à nos élèves l'amélioration résultant d'un jour d'application. Le gonflement est notablement diminué. La chaleur est normale. L'appareil est réappliqué et ne fut plus ouvert. Au bout de douze jours le malade sort guéri.

TROISIÈME OBSERVATION.

Luxation tibio-astragalienne.

Isabelle Hespinois, âgée de cinquante-quatre ans, femme de ménage, est transportée dans notre service pour une luxation tibio-astragalienne du membre droit, suite de chute. L'accident datait de quatre jours. Ignorant la gravité de son mal, la malade s'était bornée à tenir le pied dans un seau d'eau froide. D'abord engourdi, le membre s'endolorit. Voici dans quel état nous le trouvons. La pointe du pied est portée en bas, dans l'extension. Impossibilité de le ramener à angle droit. Sa face dorsale est plus courte que celle du pied opposé; par contre, le talon a plus de longueur et est relevé. La mortaise tibiale fait saillie au-devant de l'astragale, dont la tète a disparu et est remplacée par une dépression laissant sentir la fossette du scaphoïde. La peau, fortement tendue, a un aspect bleuâtre. De larges ecchymoses se dessinent aux malléoles. Nous procédons immédiatement à la réduction qui dut être conduite avec la plus grande prudence afin de ne pas augmenter les désordres. Le pied fut ensuite placé dans une bottine ouatée. *Les douleurs cessèrent aussitôt.* Après vingt-quatre heures, sans autre nécessité que l'enseignement clinique, la coque fut ouverte. Le membre avait une bonne chaleur et un commencement d'absorption avait eu lieu. Les mouvements de flexion et d'extension étaient libres. L'appareil fut fermé aussitôt. Au bout de quinze jours, la résolution était complète. La malade, entrée le 14 février 1849, est sortie guérie le 6 avril suivant.

Le cas que nous venons de rapporter, peut sans doute être considéré comme des plus graves. La tension, la pression que les surfaces articulaires exerçaient sur les parties molles, rendaient la gangrène imminente. Fallait-il continuer l'immersion dans l'eau froide qui avait déjà produit de si fâcheux effets, ou bien recourir aux sangsues et aux cataplasmes? Le cas suivant démontre l'incertitude de ces moyens, nous ne dirons pas avec M. Baudens, les dangers, du moins quant aux sangsues, car, considérées en elles-mêmes, ces applications sont utiles ; seulement s'adressant aux effets, on ne peut leur imputer de laisser subsister la cause, puisqu'on n'a rien fait pour combattre cette dernière. Or, cette cause est essentiellement traumatique ; elle consiste dans la déchirure des ligaments et des vaisseaux. De là la *nécessité de l'application immédiate de l'appareil inamovible ouaté.*

QUATRIÈME OBSERVATION.

Luxation en arrière de la tête du radius.

Mademoiselle M...., âgée de quatorze ans, d'une forte constitution, déjà réglée, se luxa l'extrémité supérieure du radius en voulant retenir son jeune frère, qu'elle conduisait à la main. La tête de l'os vint se loger en arrière de l'épicondyle, entre ce dernier et l'olécrâne. Nous fûmes appelé immédiatement après l'accident. L'avant-bras était en supination forcée, son bord radial dirigé en dehors et en arrière. La tête radiale ayant abandonné sa cavité, laissait sentir cette dernière vide. Les douleurs étaient très-vives, surtout en voulant ramener l'avant-bras dans la pronation. Un confrère m'ayant été adjoint, nous procédâmes à la réduction qui se fit assez facilement. Restait la question du traitement. Je proposai l'appareil ouaté.

Le confrère n'étant pas familiarisé avec ce pansement et ayant manifesté à son égard des craintes, je consentis aux applications froides. Au bout de quelques heures, malgré toute l'attention et la sollicitude de la mère de la malade qui n'avait voulu confier ce soin qu'à elle-même, une réaction très-vive se manifesta. Un gonflement inflammatoire considérable nécessita l'application de sangsues et de cataplasmes. Il y eut fièvre et céphalalgie. Ce ne fut qu'à force de soins que l'inflammation put être combattue. Trois mois après, il restait de la raideur qui fut dissipée par les frictions et les mouvements gradués.

Jamais les entorses ou les luxations traitées par l'appareil ouaté ne laissent après elles de raideur ou de fausse ankylose. Cela tient à ce que la résolution étant très-rapide, il n'y a pas d'exsudations et que les ligaments conservent leur souplesse. Ainsi que nous l'avons vu, l'arthrite n'est pas à craindre également. De là on peut inférer l'utilité de l'appareil dans toutes les lésions articulaires, non-seulement parce qu'il empêche les mouvements, *mais parce que c'est le meilleur des antiphlogistiques.*

Dans les plaies pénétrantes, l'ouate s'oppose à l'entrée de l'air et l'on peut espérer ainsi d'échapper aux dangers de l'arthrite traumatique. Nous en avons eu de nombreux exemples dans notre service. Bien entendu qu'il ne s'agit que de pénétrations simples, sans écrasement ou arrachement des surfaces articulaires et sans rupture des vaisseaux, circonstances qui rendent l'amputation ou la résection nécessaires.

Nous dirons encore un mot de l'application des appareils ouatés aux arthrites spontanées ou par cause interne. *C'est le seul moyen de prévenir les tumeurs blanches* qui ne sont si fréquentes que parce qu'on n'a pas su mettre l'articulation malade à l'abri des causes externes, telles que les mouvements, les chocs, etc. Neuf fois sur dix, les malades diront que le mal tendant à la résolution, une violence, une chute, un coup, est venu le réveiller.

L'arthrite spontanée réclame d'autant plus l'appareil ouaté, que le traitement, souvent long, exige les modificateurs constitutionnels. Quelle facilité cet appareil ne présente-t-il pas pour l'hygiène?

Ce que nous venons de dire s'applique à la goutte.

On sait combien les sangsues et les cataplasmes sont inutiles ici. Ce qu'on peut leur reprocher, c'est d'enrayer l'accès. Quoique la goutte soit une affection essentiellement humorale, il importe de ne pas la laisser vaguer d'une articulation à une autre. Il faut, autant que possible, la concentrer dans un foyer où son incubatiou puisse avoir lieu facilement. Nous entendons parler ici de l'élimination des principes azotés, l'urée et ses composés, soit acides soit alcalins.

Ainsi, tandis que les sangsues exposent à répercuter le mal, parce que trop brusquement éteint dans un point, il se rejette sur un autre; tandis que les cataplasmes donnent lieu à des alternatives de chaud et de froid qui retardent l'incubation, l'appareil ouaté favorise l'exsudation goutteuse et soustrait le malade au supplice des ébranlements ou des chocs dont l'idée seule lui arrache des cris.

DES APPAREILS OUATÉS DANS LES AFFECTIONS
DU THORAX ET DES LOMBES.

———

Tout ce que nous avons dit des articulations s'applique au thorax dont les affections sont également aggravées par les mouvements.

Dans la pleurodynie, et subsidiairement dans la pleurésie et la pleuro-pneumonie nous avons eu occasion de constater combien l'appareil ouaté est utile. Nous en citons ici un fait où la pleuro-pneumonie, résultat d'une fracture de côtes, avec pénétration des fragments et déchirure de la plèvre et du poumon, aurait produit des accidents mortels si nous n'étions parvenu à les enrayer par l'immobilisation et la compression méthodique de la cage thoracique.

———

CINQUIÈME OBSERVATION.

Fractures des côtes compliquées de lésion de la plèvre et des poumons avec hémopthysie et emphysème.

Dominique Locquet, cocher de place, âgé de soixante et un ans, est tombé sous sa voiture dont les roues ont labouré le côté gauche de la poitrine. La cinquième et la sixième côte ont été brisées à l'union de leurs tiers moyen et postérieur. Les fragments ayant pénétré dans le poumon, ont donné lieu à un emphysème et à un crachement de sang abondant. L'état du blessé était très-inquiétant. L'élève de garde pratiqua une saignée du bras et entoura le thorax d'un bandage de corps. A la visite du lendemain, tous les symptômes s'étaient aggravés. Le malade était froid, la face injectée et bleuâtre, la toux pénible et accompagnée de crachats spumeux et sanguinolents, le pouls petit et embarrassé, la respiration difficile et douloureuse. La première indication était de soustraire le blessé à la suffocation devenue imminente. Dans ce but, j'immobilisai le thorax au moyen d'une ceinture de carton garnie d'ouate et fixée par une bande roulée trempée dans de la colle d'amidon. Je fis donner ensuite au blessé une position demi-assise. La respiration devint aussitôt abdominale et l'irritation produite par les mouvements des côtes, cessa. Une nouvelle saignée fut pratiquée afin de dégager la circulation pulmonaire. Peu à peu l'hypostase cessa et le blessé, plongé dans un état voisin de l'agonie, commença à respirer librement. La journée et la nuit furent calmes. Le lendemain le pouls s'étant relevé, j'ordonnai une potion saline. D'abondantes évacuations séreuses désemplirent l'artère et firent tomber la réaction. La peau qui était sèche et chaude, prit une bonne moiteur. Dès ce moment il ne se déclara plus d'accidents. Le malade, entré le 10 juin 1850, put reprendre son état le 5 juillet suivant. La ceinture ouatée resta en place pendant toute la durée du traitement. L'emphysème diminua insensiblement et disparut par absorption.

Quelle est l'action de l'appareil ouaté du thorax et quelles indications cet appareil remplit-il? Il est facile de répondre à ces questions. D'abord il limite la respiration et fait que de costale elle devient abdominale. La base du thorax étant soutenue, le diaphragme trouve plus de facilité à agir et il suffit de donner au malade une position déclive, pour qu'aussitôt la gêne de la respiration cesse. L'action des muscles inspirateurs étant restreinte, il se fait vers les poumons un afflux moins considérable de sang, et l'inflammation voit ainsi diminuer un de ses principaux éléments. C'est pour ce motif que pour le traitement des pleurésies et des pneumonies le médecin trouvera dans l'appareil ouaté un puissant auxiliaire. Sans doute il n'est pas indifférent d'abandonner la poitrine aux secousses d'une toux déchirante ou de l'immobiliser dans un appareil à la fois solide et élastique. Nous soumettons ces observations à nos collègues.

Dans les affections mammaires, telles qu'engorgements, inflammations, indurations, etc., l'appareil
ouaté est d'un grand secours. Au lieu de peser sur
l'organe malade comme le font les cataplasmes, il le
soutient contre son propre poids et diminue graduellement sa circulation.

Le moyen de construire l'appareil de manière à ne
pas refouler les seins, ou à ne pas les étrangler, comme
il arrive avec les autres appareils compressifs, est extrêmement simple. Dans la ceinture de carton, qui
doit faire le tour de la poitrine, on dessine deux dis-
ques qu'on incise crucialement, de sorte qu'en appli-
quant la ceinture, les valves triangulaires viennent s'appliquer sur les glandes. La couche d'ouate remplissant
les interstices, produit une compression égale. Cet
appareil est parfaitement supporté, parce qu'il n'exerce
aucune constriction et laisse la respiration libre.

Dans les affections des lombes on comprend combien l'appareil ouaté est utile, nous dirons indispensable, eu égard à la nécessité d'immobiliser la région.
Que la lésion existe dans les muscles, dans les vertèbres, dans la moelle, dans les reins (et on sait
combien le diagnostic de ces affections est souvent indé-
cis), la ceinture ouatée est également indiquée. Par le
soutien qu'elle donne, elle calme instantanément les

douleurs. Si la lésion est profonde, la cautérisation
avec la pâte caustique de Vienne la borne et l'immobilité fait le reste. Le traitement le plus pénible,
devient aussi le plus simple.

Ce que nous venons de dire s'applique particulièrement au rachitis ou au mal vertébral. Nous ne pouvons admettre la doctrine enseignée par quelques
auteurs, qu'il faille laisser les vertèbres basculer sur
elles-mêmes afin d'obtenir la consolidation des points
cariés. En tenant au contraire la colonne dans sa recti-
tude, on empêche la compression de la moelle et la
guérison se fait par des jetées osseuses allant d'une
vertèbre à une autre et remplaçant le corps de la vertèbre détruite.

DE L'APPAREIL OUATÉ DANS LES FRACTURES.

Autant le traitement d'une fracture était compliqué il y a quelque temps, autant il est simple aujourd'hui, grâce aux appareils inamovibles.

Le simple bon sens dit que quand un os est rompu il faut lui donner un tuteur en empêchant celui-ci de comprimer les parties molles. Il ne faut donc pas s'étonner de voir le principe de l'inamovibilité aussi ancien que l'humanité elle-même, puisqu'il appartient à cette médecine d'instinct qui a devancé le progrès de la science. Ainsi que nous l'avons dit dans notre introduction, les sauvages trouvent à consolider un membre fracturé au moyen de mousses ou de feuilles glutineuses qu'ils laissent sécher de manière à former une coque solide. C'est là sans doute l'inamovibilité dans son expression la plus naïve comme la plus vraie.

Règle générale, un pansement à fracture est d'autant plus parfait qu'il doit être moins dérangé. A ce titre l'appareil ouaté mérite la préférence sur tous les autres. A la contention directe, par la bande roulée et les attelles, il substitue une contention médiate qui rend toute constriction impossible puisqu'elle s'exerce à travers un corps doux et élastique. Le plus souvent il ne doit pas être ouvert, avantage immense là où l'immobilité absolue est une condition de succès. Ajoutons une facilité et une sécurité parfaites, *de sorte que le premier venu, quel que soit son degré d'habitude, peut s'en charger.*

Quelle différence avec les appareils de Scultet ou de Boyer, où il suffit à peine d'une habileté magistrale pour éviter les accidents !

L'application des appareils ouatés aux fractures simples ne saurait faire l'objet d'un doute sérieux. C'est donc dans les fractures compliquées qu'il faut les apprécier.

Voyons d'abord une fracture avec gonflement et spasme musculaire. Nous laisserons encore parler les faits.

SIXIÈME OBSERVATION.

Fractures des côtes compliquées de lésion de la plèvre et des poumons avec hémoptysie et emphysème.

Jean Van Bever, âgé de trente-cinq ans, ouvrier brasseur, s'est fracturé la jambe gauche dans sa partie

moyenne en descendant un tonneau de bière. La force
du choc et le poids dont le blessé était chargé ont
rendu la fracture fort oblique. Il existe un épanchement considérable de sang. Nous ne vimes le malade
que le lendemain. Le membre était alors très-gonflé
et diminué de longueur. Il y avait spasme musculaire.
La peau était tendue et ecchymosée. Dans cet état,
l'appareil ouaté fut appliqué ; seulement comme je
craignais d'augmenter les désordres, je jugeai convenable de ne pas opérer une réduction complète,
persuadé que le repos détendrait les muscles sous l'action calmante de l'ouate. Le quatrième jour, la résolution étant complète, je ramenai le membre à sa longueur normale, sans la moindre difficulté.

A partir de ce moment, le traitement marcha ré-
gulièrement et la consolidation eut lieu dans le terme
ordinaire. Le cal provisoire était à peine appréciable.

La fracture que nous venons de citer, est une de
celles où les auteurs conseillent de surseoir au pansement définitif, afin d'appliquer des fomentations ou
des cataplasmes en vue de dissiper le gonflement et
le spasme. Il y a longtemps que nous avons renoncé
à ces moyens qui empêchent la contention de la fracture et permettent ainsi aux fragments de causer de
nouveaux désordres. La compression méthodique d'une

part, l'action sédative de l'ouate de l'autre, remplissent parfaitement et avec sécurité les indications. Aussi, règle générale, *quel que soit le gonflement du membre fracturé, l'appareil ouaté est appliqué immédiatement.* S'il y a trop de rigidité ou de spasme, nous ne cherchons pas à vaincre ce dernier de prime abord, mais la fracture étant contenue, nous attendons que ce spasme soit dissipé pour compléter la réduction.

Dans les fractures compliquées de plaies résultant de la sortie des fragments, ceux-ci étant réduits et la plaie débarrassée des esquilles ou des corps étrangers, *on applique l'appareil sans s'embarrasser de la plaie,* à moins que des suppurations ou des nécroses consécutives nécessitent d'ouvrir la coque ou de la fenêtrer pour les besoins des pansements. On nous permettra d'en citer encore des exemples.

———

SEPTIÈME OBSERVATION.

Le nommé Landsweert, fabricant, âgé de quarante-six ans, voulant éviter un cheval qui avait pris le mors aux dents et se trouvant appuyé contre une clôture qui lui venait à mi-jambes, fut renversé en arrière, de ma-

nière que dans sa chute les os de la jambe gauche écla-
tèrent à leur partie moyenne, et que le fragment
supérieur du tibia vint faire saillie à travers les chairs.
Quand nous arrivâmes auprès du blessé, l'os était déjà
rentré.

Il y avait une hémorragie assez abondante, mais
en explorant les artères jambières, nous nous assurâ-
mes qu'elles étaient intactes. Nous sondâmes la plaie
avec le doigt pour reconnaître la position des fragments
et s'il n'y avait pas d'esquilles. Les bords furent ensuite
rapprochés et l'appareil ouaté appliqué.

Aussitôt le blessé cessa de souffrir et ne tarda pas
à s'endormir. Un suintement de sang eut lieu, mais
il s'arrêta de lui-même. Le lendemain et le surlende-
main, le malade étant à l'aise, nous ne jugeâmes pas
nécessaire d'ouvrir l'appareil. Ce ne fut que le cinquième jour que, voulant nous assurer de l'état de la
plaie, nous incisâmes la coque. Une exsudation plastique avait converti l'ouate en contact avec les chairs,
en une espèce de feutre qui faisait adhérer intimement
les bords de la solution. Nous nous gardâmes de dé-
truire cette agglutination si favorable à l'exclusion de
l'air. *La coque fut fermée pour ne plus être ouverte
pendant tout le cours du traitement.* Le blessé ne
resta pas un seul jour au lit et put vaquer à ses affaires.

Nous avons en ce moment à l'hôpital un individu

qui s'est trouvé dans les mêmes circonstances. Les chairs
ont été également traversées par le fragment supérieur
du tibia. *L'appareil ouaté a été appliqué et n'a pas
été ouvert une seule fois.* La fracture est réunie et le
malade est près de sortir après six semaines de séjour.

Ainsi que nous le disions plus haut, la bonté d'un
appareil à fracture se juge par son inamovibilité. Or,
les faits qui précèdent et auxquels nous pourrions ajouter un grand nombre d'autres, si nous ne craignions
d'étendre les limites de ce mémoire, prouvent que
dans les fractures compliquées de plaies, l'appareil
ouaté est celui qui remplit le mieux les conditions que
réclame ce genre de lésions, et qui sont l'exclusion de
l'air et une immobilité absolue.

Mais par cela même que la coque ouatée ne doit
pas être ouverte, il importe d'éloigner les causes de
suppuration, telles que les esquilles détachées ou les
séquestres. De là le précepte d'égaliser ou de simplifier
la fracture avant d'appliquer l'appareil. Quand les fragments ont été dépouillés de leur périoste ou froissés au
point qu'on doit s'attendre qu'ils s'exfolieront, il faut
les réséquer avant de les réduire. L'omission de ce
précepte forcerait de recourir. à une résection consécutive, comme dans le cas suivant.

HUITIÈME OBSERVATION.

François Scharlot, âgé de treize ans, dans une chute du sommet d'un arbre, s'est fracturé l'humérus dans son col anatomique. La chute ayant eu lieu sur le coude, le corps de l'os est sorti entre l'acromion et l'apophyse coracoïde. L'articulation scapulo-humérale n'a pas été ouverte, la capsule étant restée intacte autour de la tête de l'os. L'introduction du doigt dans la plaie permit de reconnaître qu'il n'existait aucune esquille. L'appareil ouaté fut donc appliqué.

Quelques jours après, voyant qu'il se produisait de la suppuration et nous étant assuré qu'elle était due à la présence du bout de l'os en voie de nécrose, nous fîmes saillir ce dernier à travers une incision faite au côté externe du bras, et nous en fîmes la résection dans toute l'étendue de la dénudation.

Nous réappliquâmes l'appareil, sans plus nous occuper de la plaie qui guérit par exsudation plastique. Le membre conserva sa longueur et sa solidité.

Withe avait déjà fait cette remarque, que les membres réséqués, quand on a eu soin de maintenir leur longueur, reprennent leur solidité, d'où l'on peut inférer qu'il se fait ici une véritable régénération de l'os, ou du moins qu'un tissu fibro-osseux remplace la portion réséquée.

Dans les résections, il faut autant que possible choisir les points déclives, à cause de l'écoulement du pus. C'est peut-être pour cela que les résections du bras réussissent généralement, tandis que celles de la jambe sont plus souvent suivies de résorption purulente, l'opération ne pouvant se pratiquer en arrière à cause de la présence des vaisseaux et des nerfs.

Ainsi, règle générale, quand les fragments sortis des chairs sont dénudés, il convient de les réséquer avant de réduire la fracture. L'appareil ouaté est alors appliqué comme dans les fractures simples.

Dans les fractures comminutives avec arrachement ou écrasement des parties molles, il y a lieu d'examiner s'il ne vaut pas mieux amputer immédiatement que de courir les chances d'une conservation dangereuse. Pour notre part, nous pensons que, quelque pénible que soit le sacrifice, il faut s'y résigner. Nous savons qu'on nous opposera des succès, mais nous répondrons que ces succès sont des hasards heureux dont on ne saurait tirer aucune déduction générale. Toutefois, si on voulait tenter la conservation, il faudrait employer un pansement qui permît d'atteindre facilement à la plaie et d'y appliquer les topiques que son état réclame. Nous examinerons ce pansement dans la seconde partie de ce mémoire. Qu'il nous soit permis d'ajouter un mot sur cette ardeur de conserver qui semble être aujourd'hui pour quelques chirurgiens l'idéal de leur art. En cherchant à conserver la partie on perd le tout. C'est malheureusement trop souvent l'histoire en chirurgie comme en politique. Les anciens chirurgiens, nos maîtres, savaient agir quand il leur était démontré que la somme des dangers attachés à la conservation excédait celle de l'amputation immédiate, et à la fin de leur glorieuse carrière ils ne sont pas venus faire leur *mea culpa* d'avoir trop fait usage du couteau. On peut dire qu'ils ont eu moins d'accidents consécutifs, surtout moins de pyoémies ou de fièvres de résorption. C'est qu'ils ont su devancer ce moment fatal où la vie du blessé s'épuise au milieu de ses humeurs en décomposition. Qu'on consulte les statistiques modernes, et après qu'on dise s'il faut temporiser. Sans doute nous ne prétendons pas lier la spontanéité ou l'indépendance du chirurgien, mais nous pensons qu'il faudrait que les cas d'amputation fussent précisés, afin que la responsabilité des suites incombât non pas seulement à celui qui a agi, mais également à celui qui n'a su qu'attendre.

Nous appelons sur ce point l'attention sérieuse de l'Académie.

Pour finir avec les appareils ouatés nous allons donner les règles de leur construction et de leur application aux différentes parties du corps.

CONSTRUCTION DES APPAREILS OUATÉS.

Un appareil ouaté est un véritable moule fait au moyen de l'ouate et du carton. Ce moule est beaucoup plus exact que ceux en plâtre ou en sable dont on a fait usage, et dont les inconvénients ont été immédiatement compris, comme ne s'adaptant aux parties que tant qu'ils sont humides, et subissant par la dessiccation un retrait qui laisse un vide entre eux et la fracture. En outre, ils empêchent le blessé de se livrer à la déambulation.

Les éléments de l'appareil sont l'ouate, ou le coton finement cardé en couches ou en feuilles non-gommées, des attelles d'un carton perméable, des bandes de toile, des courroies ou main-mortes. Nous le considèrerons successivement par rapport aux différentes régions du corps.

A. *Coque fronto-maxillaire.* (Pl. 1re.)

Elle se compose d'un bandeau en carton large de deux pouces et demi, d'une mentonnière également en carton allant de l'une tempe à l'autre et se repliant sous le menton, d'une couche suffisante d'ouate pour garnir les attelles, du chevestre soit double soit simple.

On commence par appliquer le bandeau qu'on fixe, au moyen de quelques tours de bande. Ensuite on assujétit solidement la mentonnière contre la mâchoire inférieure et on achève le chevestre en faisant passer successivement les tours de bande sur le front et sous le menton. Afin d'empêcher la mentonnière de former un godet sous la mâchoire, on la déchire en cet endroit et on en fait chevaucher les extrémités. Le carton s'applique mouillé afin qu'il s'adapte exactement.

La coque fronto-maxillaire sert pour les fractures des mâchoires, les arthrocaces, les luxations, les engorgements des régions parotidiennes ou sous-maxillaires, les affections des lèvres et des joues, etc. Le degré de mobilité qu'on laisse à la mâchoire inférieure, dépend des cas. Ainsi, dans les fractures, où l'immobilité absolue est nécessaire, le malade doit être nourri par succion.

B. *Coque thoracique.* (Pl. 2.)

Elle se compose d'une large ceinture en carton, faisant le tour de la poitrine, d'une bande roulée de la largeur de quatre à cinq travers de doigt incisée crucialement, pour les femmes, aux points correspondants aux mamelles, d'une bande roulée ou d'un bandage de corps.

La ceinture bien matelassée d'ouate s'applique, le malade étant assis ou couché selon son état, et on l'assujétit avec les doloires qui sont amidonnées au fur et à mesure afin de ne faire qu'un tout avec le carton. Il faut serrer assez pour rendre les mouvements des côtes impossibles.

La coque thoracique convient aux fractures de côtes simples ou compliquées, aux pleurodynies, aux pleurésies ou pneumonies, aux affections des seins, principalement aux mammites à leur début. La compression sur ces organes peut s'exercer à volonté. S'il s'agit de pansements ou d'opérations telles qu'applications de sangsues ou de caustiques, incisions de foyers ou de noyaux indurés, on laisse les valves mobiles, et on les maintient au moyen d'une bande roulée qu'on renouvelle à chaque pansement.

Dans les engorgements chroniques et même dans les cancers, nous avons retiré de la ceinture ouatée les plus grands avantages. C'est également un excellent appareil orthopédique, que le chirurgien peut faire agir à volonté, sur tous les points où la compression est nécessaire. En le reliant à la coque frontale au moyen de bandeaux en carton qu'on assujétit à la ceinture costale, on a un appareil d'ensemble très-utile dans les redressements de la tête ou du cou, ainsi que dans les plaies de cette région.

C. *Coque lombaire.*

Elle consiste dans une ceinture en carton, matelassée d'ouate et la bande roulée. On l'applique comme la coque thoracique. Les cas d'application sont toutes les affections des lombes où l'immobilité est nécessaire. Les contusions, les éraillements musculaires ou aponévrotiques, les lésions des vertèbres ou de leurs ligaments, les affections de la moelle, les douleurs néphritiques, etc., cèdent ou du moins sont calmées par la ceinture ouatée qui, du reste, n'apporte par elle-même aucune gêne ni dans la station ni dans le coucher. En reliant la ceinture lombaire à celle de la poitrine au moyen d'attelles, on a un appareil orthopédique très-favorable aux redressements de la

4

la colonne vertébrale. C'est une immense ressource
dans le mal de Pott ou le rachitis. On peut ainsi combiner l'exercice avec la diététique et la thérapeutique.
Comme nous en avons fait la remarque plus haut,
nous ne concevons rien à cette doctrine qui tend à
soustraire les caries vertébrales à l'action des moyens
extensifs. De semblables principes ont porté malheureusement des fruits trop nombreux.

D. *Coque pelvienne.*

Elle se compose d'une ceinture de carton et du spica
de l'aine soit simple soit double. Elle convient dans
les fractures, les luxations ou les arthrocaces. Dans la
diastase, elle peut rendre les plus grands services. Nous
l'avons employée avec succès chez un individu qui
avait eu l'os iliaque droit brisé dans un éboulement.

E. *Coque scapulo-thoracique.* (Pl. 3.)

Elle consiste dans la ceinture du thorax et une
épaulière qui en contournant l'épaule et le coude a
pour office de soutenir ce dernier en même temps
que, par le poids du bras, elle empêche l'épaule de re-
monter. On commence par rembourrer l'aisselle avec
un coussinet. Le bras étant fixé contre la poitrine,

on recouvre ces parties d'une large et épaisse couche d'onate sur laquelle la ceinture thoracique est ensuite appliquée. On fixe cette dernière au moyen de quelques tours de bande, puis on place l'épaulière également garnie d'ouate à l'endroit où elle presse sur le scapulum et la clavicule. Le bandage de Desault pour la fracture de la clavicule complète le pansement qui est amidonné dans toutes ses parties afin de ne faire qu'un tout.

La coque scapulo-thoracique est employée dans les lésions de l'épaule. Dans les fractures de la clavicule, sans avoir la prétention d'effacer la difformité, elle facilite la contention des fragments et empêche ces derniers d'agir douloureusement sur les parties molles. Nous ne comprenons pas qu'on ait voulu refuser à ces fractures le droit d'être contenues. Non-seulement le simple bandage de corps est insuffisant, mais il expose le bras à subir à chaque instant des ébranlements douloureux. Les nuits surtout sont pénibles, parce que le blessé ne peut trouver une position pour son membre dont le poids l'incommode et le fatigue. La coque scapulo-thoracique répond au contraire à toutes les indications et le malade est comme s'il n'avait pas de fracture. Il faut avoir soin que le coussin ou paquet d'ouate placé dans l'aisselle soit suffisamment épais à sa base.

F. *Coque scapulo-humérale.* (PL. 4.)

Elle se compose de deux attelles coudées en carton,
dont l'externe embrasse le membre depuis la racine
des doigts jusqu'à l'épaule, de manière à emboîter
exactement cette dernière et à former un prolongement
au devant des pectoraux. L'attelle interne se termine
au contraire dans l'aisselle où elle s'appuie contre la tête
de l'humérus. La couche d'ouate doit être épaisse et
uniforme pour que la compression soit égale. Les attelles mises en place, on enroule tout le membre d'une
forte bande de toile et on termine par le spica de l'aisselle.

La coque scapulo-humérale s'emploie dans les fractures ou les luxations du bras. Pour plus de garantie,
on peut immobiliser ce dernier contre la poitrine au
moyen de la ceinture thoracique. Elle est d'une grande
utilité dans les fractures du col chirurgical de l'humérus, surtout chez les vieillards où le défaut de vitalité rend la consolidation impossible pour peu que
l'appareil manque d'inamovibilité. Dans les fractures
avec plaie ou suppuration, comme dans celle citée plus
haut, on laisse à l'endroit de la lésion une fenêtre pour
les pansements journaliers.

G. *Coque anti-brachiale.*

C'est la portion de la coque scapulo-humérale comprise depuis le poignet jusqu'à la partie moyenne du bras. Elle a principalement pour objet de maintenir les fractures ou les luxations de cette portion du membre en neutralisant l'action musculaire. Dans les fractures soit des deux, soit d'un des os de l'avant-bras, on maintient l'espace inter-osseux au moyen de compresses coniques. Ce pansement s'applique à toutes les fractures de cette région ; dans celles de l'extrémité inférieure du radius, il faut porter la main en dedans afin de contrebalancer l'action des abducteurs. C'est ce que Dupuytren obtenait au moyen de l'attelle cubitale.

H. *Coques digitales ou gantelet.*

Elles se composent de deux petites attelles pour chaque doigt, s'étendant à la paume et à la face dorsale de la main jusqu'au poignet où elles sont reliées au moyen d'une attelle circulaire. Une bande étroite pour les doigts, puis autour de la main des huit de chiffre terminés par quelques tours circulaires embrassant le carpe. Cet appareil se confond souvent avec la coque anti-brachiale.

I. *Coque crurale et jambière.* (PL. 5.)

Cette coque dont le but est d'immobiliser tout le membre abdominal, embrasse à la fois le bassin, la cuisse, la jambe et le pied. Elle se compose d'attelles en carton s'adaptant autour du membre, et, pour la facilité de l'application, au nombre de trois, une postérieure, formant gouttière et allant depuis la saillie du calcanéum jusqu'au delà de la crète iliaque, et s'élargissant graduellement ; deux latérales, embrassant de chaque côté le pied et se repliant sous la plante, puis s'élargissant vers le mollet, le genou et la cuisse. L'attelle interne s'arrêtant à la branche ischio-pubienne qu'elle emboîte, l'externe prenant la hanche et se prolongeant jusqu'à la crète iliaque. Là les attelles externe et postérieure sont fixées au moyen de la ceinture pelvienne. La bande roulée complète le pansement par le spica de l'aine.

Voici le mode d'application.

On commence par disposer l'appareil. A cet effet on a de longues pièces de carton auxquelles on donne la forme convenable en les déchirant par leurs bords afin de les amincir et de les rendre moins tranchantes. Ces attelles sont ensuite mouillées légèrement avec

une éponge et recouvertes d'une feuille d'ouate à une
épaisseur d'au moins trois à quatre travers de doigt.
Le but de cette épaisseur est de donner aux attelles de
l'élasticité en les serrant. On a ensuite un nombre suf-
fisant de bandes roulées, les unes étroites pour le pied
et la jambe, les autres larges pour la cuisse et le bassin. A défaut d'aides suffisants, il est nécessaire d'avoir
des courroies bouclées ou de mains-mortes afin de
maintenir les attelles en place pendant qu'on applique la
bande roulée ; enfin on a de la pâte d'amidon bien liée.

Le malade étant couché sur un plan horizontal et
résistant, on fait porter le membre dans l'extension.
Il peut se faire qu'on rencontre des obstacles dans cette
manœuvre, comme lorsque les articulations du genou
ou de la hanche sont rétractées ou les muscles spasmo-
diquement contractés. Dans ces cas, il faut se garder
de brusquer l'extension ; on étend le membre autant qu'on le peut sans trop faire souffrir le malade
et on applique l'appareil, sauf à compléter ensuite le
redressement. Ces précautions sont surtout nécessaires
dans les fractures et les arthrocaces. Les attelles sont
mises en place, en commençant par la postérieure
qu'on glisse sous le membre afin de l'y laisser reposer.
Sous cette attelle on fait glisser également les courroies, puis, quand les attelles latérales sont bien juxta-
posées, on les serre médiocrement, et à des distances

convenables. L'opérateur se met ensuite en mesure
d'appliquer la bande roulée. Pour cela il s'assure d'a-
bord que les attelles portent d'une manière égale sur
tous les points ; puis, prenant de la pâte d'amidon dans
la main gauche et la bande dans la droite, il passe
successivement les doloires autour du pied et des chevilles et les égalise en les amidonnant. Il continue
ainsi jusqu'au haut de la cuisse, faisant enlever les
courroies à mesure qu'il y arrive avec la bande. Parvenu au bassin, il fait glisser au-dessous la ceinture et
la ramène circulairement autour des hanches. Il a eu
soin de rendre la couche d'ouate suffisamment épaisse
afin que le carton n'exerce nulle part de pression. Enfin
le pansement se termine par le spica de l'aine et des
doloires autour du bassin et des lombes. Pendant le
pansement, l'extension a été maintenue par les aides.
On remplace ensuite cette force par l'attelle à éxten-
sion permanente de Desault, qu'on peut même laisser
en place en la fixant extérieurement à l'appareil. Cette
précaution est indispensable dans les fractures obliques
de la cuisse. On conçoit que cette latte en se prolongeant
depuis le pied jusqu'au delà des hanches, doit donner à la coque beaucoup de rigidité et l'empêcher de
s'infléchir sous le poids du membre ou la contraction
des muscles. L'extension continue ainsi à s'exercer aux
deux extrémités de l'appareil et on n'a pas de raccour-

cissement à craindre. Dans quelques cas on ajoute une latte interne.

En arrêtant l'appareil au-dessus des chevilles ou du genou, on a une bottine, ou une botte pour les lésions du pied ou de la jambe. Le mode d'application est le même.

La coque du membre abdominal convient dans une foule de cas. Indépendamment des fractures, on a les entorses, les luxations, les arthrites, les luxations spon-tanées, les tumeurs blanches, les sciatiques, les rétrae-tions musculaires, après que les tendons ont été incisés, les engorgements aigus ou chroniques, les ostéites, les phlegmons commençants, les érysipèles, les phlébites, les lymphangites, les artérites, les tumeurs compressibles, bref presque toute la chirurgie de cette partie du corps. La déclivité du membre et sa pesanteur rendent surtout l'application immédiate de la coque ouatée nécessaire.

Pour plus de facilité on a des coques préparées à l'avance sur des membres sains et qu'on n'a plus qu'à adapter ensuite aux membres malades. Ces coques conviennent surtout pour le pied et la jambe, mais pour la cuisse il est préférable de les confectionner au moment même de l'accident.

Dans notre service à l'hôpital civil de Gand, l'appareil ouaté a reçu depuis cinq ans la généralisation que nous venons d'indiquer. C'est un grand bénéfice pour l'administration, en même temps qu'une facilité pour nous et nos internes, puisqu'il est rare que les coques doivent être ouvertes. On ne saurait nier que l'art touche au but qu'il s'est proposé, *celui de guérir sans incommoder.*

L'Académie remarquera que dans l'exposé de notre méthode nous n'avons pas jugé convenable de soulever la question de priorité. Nous abandonnons toute prétention à cet égard, et nous admettons bien volontiers que ce que nous avons fait d'autres ont pu en avoir l'idée en même temps que nous (1).

Loin de nous de vouloir blâmer la méthode amovo-inamovible. Il y a longtemps que nous l'avons proclamée un des plus importants progrès du siècle. Mais son honorable auteur ne peut exiger qu'elle soit la dernière expression de l'art et de la science. A sa gloire, déjà si grande, il ajoutera celle d'avoir inspiré des méthodes qui doivent enfin conduire le principe de l'inamovibilité à son application la plus large et la plus sûre.

---

(1) M. le docteur Frédericq, de Courtrai, dans les *Annales de la Société médicale* de Thourout, a parlé des applications de l'ouate aux fractures, mais seulement d'une manière générale et sans formuler de méthode. Notre collègue, M. Didot, a donné un cas intéressant dans la *Presse médicale.* Les appareils ouatés ont été introduits dans la plupart des hôpitaux militaires.

SECONDE PARTIE.

APPAREILS EMPLASTIQUES.

———

Nous nommons appareils emplastiques ceux auxquels leur imperméabilité permet de ne pas se laisser
pénétrer par la suppuration et de ne devoir être renouvelés qu'à des intervalles éloignés, réalisant ainsi jusqu'à un certain point le principe de l'inamovibilité
dans le traitement des plaies et des ulcères.

Les nombreuses plaies par arrachement que nous
recevons dans notre service, et le désir de conserver
à de malheureux ouvriers des parties de membres in-
dispensables à leur existence, nous ont porté, il y·a
quelques années, à confectionner des espèces de coques en diachylum, coques qui, tout en empêchant le
contact de l'air, conservent aux parties mutilées leur
forme et leur direction.

On comprend que ce sont surtout les plaies par

arrachement ou écrasement de la main que nous avons eues en vue. Ces plaies suppurant longuement à cause de l'élimination des eschares et des pertes de substances qui doivent se réparer par bourgeonnement, nous avons dû, avant tout, chercher les moyens de donner issue au pus sans avoir à recourir à des pansements réitérés. Pour cela nous avons imaginé la mèche ou le syphon.

Afin de faire comprendre notre idée, nous citerons le cas suivant qui la résume.

NEUVIÈME OBSERVATION.

Une jeune ouvrière d'une de nos filatures, a eu la main droite engagée dans un engrenage. Le pouce a été écrasé, les articulations phalangiennes sont ouvertes et les condyles de la deuxième phalange séparés. Le doigt indicateur est également ouvert dans sa deuxième articulation. La main est frappée de stupeur et dans un état voisin de l'asphyxie. La couleur blafarde du pouce fait craindre la gangrène. L'ongle et l'épiderme du bout se détachèrent, mais heureusement là se borna la mortification. Pour tirer parti de cette main mutilée, plusieurs indications étaient à remplir. Il fal-

lait 1° prévenir l'inflammation ; 2° opérer le dégorge-
ment et hâter l'élimination des eschares ; 3° diriger la
cicatrisation et conserver aux doigts leur direction et
leurs usages ; 4° enfin panser aussi peu que possible,
afin d'exclure l'air et de conserver l'inamovibilité. Voici
comment nous procédâmes : Les parties dilacérées furent relevées au moyen de bandelettes cératées dont je
les entourai circulairement afin d'établir une occlusion
aussi complète que possible. La main et l'avant-bras
enveloppés de compresses et d'une bande roulée médiocrement serrée furent plongés ensuite dans un bain
froid. Un engourdissement douloureux qui s'étendit
bientôt jusqu'à l'épaule et donna à la blessée des frissons, nous força de les en retirer. Nous eûmes recours
alors à un bain d'eau tiède prolongé et renouvelé
matin et soir. Cette immersion réussit à merveille,
car la main revenue de la stupeur, se détendit et au
bout de quelques jours se dégorgea complétement.
La suppuration étant bien établie, nous jugeâmes le
moment favorable pour l'application de l'appareil inamovible. Ne pouvant employer l'ouate ni le carton
à cause du pus, nous nous servîmes du diachylum.
Préalablement nous appliquâmes sur toute la longueur
des doigts meurtris, et directement sur les plaies, une
bandelette en toile afin de faire office de syphon. De
petits cylindres de diachylum furent ensuite posés le

long des doigts en forme d'attelles et maintenus par des bandelettes agglutinatives. Nous formâmes ainsi une coque imperméable d'au-dessous de laquelle le pus pouvait filtrer le long des syphons, dont les extrémités furent placées au milieu d'un gâteau de charpie afin de recueillir les liquides. Il suffit de changer cette charpie chaque jour et de renouveler les compresses et la bande extérieures. Quant à la coque, elle resta en place pendant huit jours. L'ayant incisée alors sur la sonde cannelée, nous trouvâmes les plaies vermeilles et couvertes de bourgeons fermes et bien levés. Il n'y avait pas de pus qui stagnait; la légère couche qui couvrait la plaie était crémeuse et de bonne nature. Une nouvelle coque fut appliquée et suffit pour le restant du traitement. Au bout d'un mois, la blessée put reprendre son travail.

Cette observation soulève diverses questions. D'abord celle des applications froides. On a vu que nous avons dû y renoncer, l'engourdissement et les frissons nous ayant fait recourir à l'eau tiède.

Remarquons que le père de la médecine avait déjà dit que le froid est mordant pour les plaies, durcit la peau, excite la douleur, empêche la suppuration et amène les frissons, les convulsions et le tétanos.

Ambroïse Paré, convaincu de ces inconvénients, donnait la préférence à l'eau tiède sur l'eau froide dans les plaies d'armes à feu.

Parmi les chirurgiens modernes, nous citerons Sanson qui dit que l'eau tiède jouit de la propriété émolliente au plus haut degré, qu'appliquée aux tissus sains, elle est promptement absorbée par eux, les gonfle, les amollit, sans y appeler le sang, de sorte qu'ils restent pâles et décolorés.

Notre expérience nous permet de confirmer ces avantages. L'eau tiède relâche les parties enflammées, et en facilitant la circulation du sang qui s'y trouve accumulé, calme la douleur et hâte la résolution.

On peut employer l'eau tiède en irrigation, en immersion ou en fomentation. Les deux derniers modes sont les plus favorables. On sait que Ch. Mayor a imaginé un système d'immersion applicable à toutes les parties du corps et même portatif. Ce sont des vases métalliques appropriés à la forme et au volume des parties, terminés en cul de sac s'ils sont destinés à baigner les extrémités, au contraire ouverts à leurs deux bouts s'ils doivent renfermer les autres parties des membres, et garnis de manchettes en caoutchouc ou en vessie, afin d'empêcher l'écoulement des liquides. Les avantages de ces vases sont de conserver à l'eau pendant très-longtemps sa chaleur et de pouvoir la renouveler sans refroidir la partie qu'on baigne. Les vases métalliques étant lourds, on pourrait les remplacer par des récipients en gutta-percha.

Pour fomenter, nous nous servons de flanelles recouvertes de taffetas ciré ou d'une vessie. M. Amussat, qui a adopté également les pansements à l'eau tiède, emploie une méthode ingénieuse comme le sont tous les procédés de ce chirurgien distingué. L'Académie nous permettra de la rappeler ici en peu de mots. La méthode de M. Amussat à particulièrement en vue :

1° De laisser passer librement le pus à mesure qu'il se forme et de le faire absorber par l'appareil.

2° De rendre l'humectation constante.

3° D'empêcher l'évaporation des liquides, afin qu'il n'y ait point de refroidissement.

Les pièces de l'appareil sont :

1° Le *crible*, formé d'un tule commun, à mailles larges, ou à défaut de ce dernier, d'un linge quadrillé à espaces plus grands que les linges fenêtrés ordinaires.

2° L'*absorbant*, ou de vieux linges de toile ou de coton suffisamment usés. On en fait un disque de grandeur suffisante.

3° L'*humectant*, ou un gâteau d'amadou préparé sans salpêtre. Cette substance peu volumineuse absorbe beaucoup d'eau, est douce au toucher et cède facilement son humidité au crible et à l'humectant.

4° L'*inévaporant*, c'est-à-dire un morceau de taffetas gommé ou bien une vessie de porc malaxée dans de l'huile. Cette dernière pièce est nécessaire pour empêcher l'évaporation et entretenir une température constante.

L'eau dont M. Amussat se sert est généralement à dix-huit ou à vingt-cinq degrés selon les cas. La durée des pansements varie d'après l'état des parties. Dans les cas simples, il la change toutes les quatre ou six heures. Notre collègue de Paris en fait usage avec un succès constant dans les inflammations soit simples soit compliquées, dans les érysipèles, les brûlures, les ulcères, les gangrènes, les plaies simples ou contuses, les plaies par armes à feu, celles après les opérations, les contusions, les maladies articulaires, les hermies, les maladies des yeux, celles des organes génitaux chez l'homme et chez la femme, etc.

Nous revenons aux pansements emplastiques.

Après avoir émollié pendant quelques jours, et quand la plaie est entièrement dégorgée, nous procédons au pansement à demeure ainsi que nous l'avons décrit plus haut, et nous conduisons ainsi les parties à une cicatrisation rapide et régulière.

Les cas où les pansements emplastiques réussis-

sent particulièrement, sont les plaies aux mains, par
arrachement. Souvent la gravité de ces lésions est telle,
que l'amputation ou l'extirpation semble la seule ressource. Ce sont des doigts écrasés, des articulations
ouvertes, les os comminutivement fracturés. Eh bien !
dans la plupart de ces cas nous amputons fort peu
et nous sommes généralement assez heureux de conserver les membres intacts. Nous pourrions pro-
duire ici de nombreux exemples ; car il n'y a pas de
semaine que ces accidents n'aient lieu soit par l'im-
prudence de l'ouvrier soit par suite de la mauvaise
disposition des ateliers et des machines. Nous avons
fait connaître quels sont les moyens de contention,
des attelles et des bandelettes en diachylum. Souvent nous formons ainsi des gantelets complets afin
de nous opposer aux cicatrices vicieuses. Quand les
articulations sont écrasées, nous préférons en faire
la résection et nous laissons guérir en pseudarthrose.
Chez une jeune fille dont le deuxième et le troisième
métacarpien droit avaient été écrasés, nous avons réséqué la tête de l'un et tenté de conserver celle de
l'autre. Le doigt réséqué a conservé sa mobilité, l'autre s'est ankylosé. Ce résultat a décidé notre conduite.
Dans un autre cas d'écrasement de l'extrémité car-
pienne du premier métacarpien droit, nous avons réséqué cette extrémité et conservé l'usage du pouce. Il en

est de même de l'articulation radio-carpienne et de celle du coude.

On peut combiner le pansement emplastique avec l'appareil ouaté. Le but de ce pansement mixte est de maintenir l'inamovibilité et de rendre les pansements aussi rares que possible, circonstance importante dans les fractures compliquées de plaies qui suppurent. On commence par établir le syphon et les bandelettes de la manière indiquée plus haut, puis on applique la coque ouatée en laissant passer au dehors les extrémités du syphon qu'on place au milieu d'un gâteau de charpie et qu'on soutient par des compresses et une bande. Chaque jour il suffit de renouveler la charpie, sans déranger l'appareil. Ce traitement réussit dans les tumeurs blanches avec fistules. Il a le grand avantage d'empêcher l'air de s'introduire dans les clapiers et, par la compression méthodique, favorise le recollement de ces derniers. On connait les travaux de feu le professeur De Lavacherie sur la compression des arthrocaces avec les bandelettes agglutinatives. Notre pansement rentre dans cet ordre de moyens, mais il a sur lui la supériorité de conserver l'inamovibilité.

Dans le cas où la lésion exige des tuteurs, comme les fractures compliquées de plaies avec suppuration abondante, nous faisons usage d'un appareil à bandelettes avec syphon, et à attelles en bois ou en gutta-percha, lesquelles étant fixées de distance en distance par des lanières en diachylum sur des coussinets également en sparadrap, permettent de, renouveler tous les jours la charpie et les pièces externes de l'appareil. (PL. 6).

Les intervalles des attelles sont rembourrées avec de l'onate. Ce pansement s'approprie surtout aux fractures compliquées de la jambe, si dangereuses à cause de la viciation du pus. La coque emplastique, en même temps qu'elle empêche l'introduction de l'air, force la suppuration à se porter au dehors et le blessé est mis ainsi à l'abri des résorptions. C'est, comme on le voit, toujours la même idée et le même système dans son application.

Arrivé au terme de notre tâche, nous remercions l'Académie de l'attention bienveillante qu'elle a bien voulu nous accorder. En lui communiquant notre travail, nous n'avons pas eu l'intention de soulever une discussion théorique. C'est pratiquement que nous avons apprécié la question de l'inamovibilité ; c'est également un examen pratique que nous attendons, comme le seul qui puisse la résoudre. Pour appeler votre attention sur cette question, nous n'avons pas besoin de dire qu'elle est belge. Une plus haute considération vous inspirera, l'intérêt de l'humanité, devant lequel doit s'incliner tout amour propre national.

STATISTIQUE

DES

APPAREILS OUATÉS ET EMPLASTIQUES.

———◦◦———

Dans le cours des cinq dernières années, le mouvement de l'hôpital civil de Gand a été comme suit (1) :

En	1848	»	4416	malades.	Époque du choléra.
»	1849	»	4620	»	
»	1850	»	5565	»	
»	1851	»	5855	»	
»	1852	»	5792	»	
	TOTAL		20248		

(1) L'hôpital civil de Gand, connu sous le nom de *Byloke*, date de 1225. C'est une construction byzantine, offrant ce caractère de grandeur que nos pères savaient imprimer aux monuments d'utilité publique. Un immense vaisseau, divisé en deux parties, pour les hommes et les femmes, abrite sous un toit commun deux cents lits. Des salles y ont été annexées à diverses époques, et quoique ces additions aient le tort de n'être pas dans le style de la construction mère, on peut dire qu'elles satisfont à toutes les exigences du service. La population moyenne de l'hôpital, dans les différentes divisions, maladies internes, maladies externes, syphilis, maladies cutanées et ophthalmies, comprend, en moyenne, une population de 380 malades. Il est possible que ces vastes salles présentent des inconvénients, mais ces derniers ne se sont pas fait sentir d'une manière absolue. C'est là, du reste, une question d'aménagement extrêmement importante. Faut-il de grandes salles, de petites ou des salles moyennes? En se pronon-

Sur ces 20,248 malades, un peu plus de la moitié ont été traités pour maladies internes. L'autre moitié s'est rappor-

---

çant pour ces dernières, on est bien près d'accepter les salles spacieuses, plus favorables pour le service en commun et la ventilation. Ce qui est certain , c'est qu'il n'y a pas d'exemple qu'une maladie contagieuse ou une épidémie se soit développée dans notre hôpital. L'important pour des établissements de cette nature, c'est que les différentes catégories de maladies puissent être isolées. C'est ce qui existe à Gand. Le quartier des maladies internes, comprenant la grande nef, a, outre des dortoirs communs, des salles d'isolement pour les maladies graves ou contagieuses. Il en est de même des services des vénériens, des galeux, des ophthalmiques. Le service chirurgical se fait dans deux immenses salles, une pour hommes, une pour femmes. Quand un calorifère ventilateur aura été établi, nous pouvons affirmer qu'il n'y aura pas d'hôpital plus sain en Europe. L'administration , jalouse de conserver à ce vénérable monument son caractère artistique, fait restaurer la façade, véritable chef-d'œuvre de l'architecture de son époque. La façade principale est composée de deux pignons et est conservée dans son état primitif. Une immense fenêtre, flanquée de deux autres fort élancées, étroites et à lancettes, occupe la partie supérieure du galbe principal. La porte d'entrée est d'une forme des plus élégantes. Elle est partagée par une colonne surmontée d'une statue de la Vierge. A droite et à gauche, règne une suite de petites arcades en tiers point, soutenues par des colonnettes sveltes, tout à fait orientales, et dont la base repose sur un banc en pierre, où les malades et les blessés venaient autrefois attendre qu'on les introduisît. Les amis de l'art sauront gré à M. A. Van Lokeren, membre du conseil d'administration des hospices, du soin qu'il apporte à cette restauration. M. Van Lokeren, connu par des travaux archéologiques, est auteur d'une notice qui a paru en 1840 dans le *Messager des sciences historiques de Gand*, sous le titre de : *Historique de l'hôpital de la Beloke et de l'abbaye de la sainte Vierge , à Gand, avec trois gravures.* L'espèce de culte qu'il a voué à notre vieil hôpital est d'autant plus louable que presque partout ailleurs on fait disparaître les monuments de la piété de nos pères, pour y substituer des constructions qui, sous une pompeuse enveloppe, cachent l'insuffi-

tée aux trois catégories , chirurgie, maladies vénériennes et cutanées, ophthalmies.

Parmi les malades dont le soin nous a été confié (section de chirurgie), les appareils ouatés et emplastiques ont été employés pour les cas suivants :

1° Appareils ouatés.

Fractures.

De la mâchoire inférieure.			5
DE L'ÉPAULE.	Clavicule.		28
	Omoplate.		2
DES CÔTES.	Fractures	simples	35
		compliquées.	8
Des vertèbres épines.			1
Du bassin os iliaque.			1

FRACTURES DES MEMBRES SUPÉRIEURS.

	Col huméral.	8
	Corps.	12
BRAS.	Épitrochlée.	6
	Épicondyle.	3

sance la plus manifeste. Un hôpital doit avoir un caractère essentiellement religieux, qui porte au recueillement. C'est lorsque l'homme souffre qu'il doit chercher dans la religion ses consolations les plus vives. De l'air, de la lumière , voilà ce qu'il faut à un hôpital. Pour ma part, je suis peu touché des magnificences de l'architecture grecque ou romaine, qui ne disent rien au cœur. Combien les monuments de l'art chrétien ne sont-ils pas plus imposants !

AVANT-BRAS.	Olécrâne........................	7
	Cubitus........................	14
	Radius........................	8
	Les deux à la fois..............	23
MAINS.	Métacarpiens..................	3
	Phalanges.....................	19

FRACTURES DES MEMBRES INFÉRIEURS.

CUISSE.	Col, fracture	intra-articulaire.......	8
		extra-articulaire.......	12
	Corps........................		23
	Condyles.....................		4
	Rotule.......................		6
JAMBE.	Tibia........................		40
	Péroné.......................		39
	Les deux ensemble.............		17
LUXATIONS.	De la mâchoire	supérieure............	14
		inférieure.............	
	De la clavicule	extrémité sternale.....	3
		»　　 scapulaire...	2
	De l'épaule..................		18
	Du coude....................		5
	Du poignet..................		12
	Des doigts...................		16
	De la cuisse..................		8
LUXATIONS.	Du genou.	complètes.............	2
		incomplètes...........	6
	Du pied.....................		14
ENTORSES.	Du poignet..................		8
	De la cuisse..................		9
	Du genou....................		10
	Du pied.....................		66

L'appareil ouaté n'a été ouvert que dans les premiers temps où nous avons commencé à en faire emploi, les accidents produits par les appareils amidonnés ordinaires nous ayant fait craindre des accidents pareils. Plus tard, notre confiance dans les appareils ouatés est devenue absolue, et aujourd'hui nous ne les ouvrons plus pendant toute la durée du traitement, à moins que la nécessité d'imprimer des mouvements au membre se présente, comme dans les fractures intra-articulaires ou celles qui avoisinent les articulations.

La durée moyenne du traitement des fractures chez les enfants est de trente jours, chez les adultes, de quarante, chez les vieillards, de quarante à cinquante. La formation du cal provisoire a lieu généralement, chez les premiers, du onzième au douzième jour, chez les seconds, du dixième au vingtième, chez les troisièmes, du trentième au quarantième. La tumeur du cal est à peine appréciable. Nous avons rapporté cette réunion rapide à une espèce d'incubation produite par l'ouate, en comparant ce qui a lieu dans la coque à fracture à ce qui a lieu dans l'œuf. Il faut distinguer la réunion de la fracture de sa consolidation. Celle-ci est relative au poids que le membre a à supporter. Ainsi, la consolidation d'une fracture de cuisse ou de jambe se fait attendre plus longtemps que celle du bras. Nous ne parlons pas des réunions vicieuses, comme lorsque les fragments chevauchent. Ce mode, inconnu avec les appareils ouatés, prouve l'insuffisance des appareils anciens. La consolidation d'un membre fracturé demande donc un temps plus ou moins long, d'après l'âge, la constitution de l'individu, et d'après le membre lui-même. Dans la fracture de la cuisse on peut établir que l'individu ne marche solidement qu'au bout de trois à quatre mois. Mais, en attendant, il a pu se livrer à la déambulation en faisant usage d'un tuteur. Dans les entorses, la durée moyenne du traitement est de quinze à vingt jours.

Vingt-huit cas ont nécessité des amputations, dont :

Tumeurs blanches suppurées ou désorganisées.	12
Fractures compliquées	13
Luxations	3

Ces vingt-huit amputations ont donné les résultats suivants :

	Guérisons.	Morts.
Tumeurs blanches.	10	2
Fractures compliquées	5	8
Luxations	1	2

On voit que comparativement aux fractures et aux luxations compliquées, ce sont les tumeurs blanches suppurées qui ont donné les résultats les plus satisfaisants. Généralement, les amputations tardives réussissent même chez les individus les plus réduits. Dans les accidents traumatiques la question change. Ce sont les phlébites et la pyoémie qui constituent les dangers; or, ces dangers ressortant de l'accident même, il s'ensuit que dans l'amputation primitive comme dans la consécutive on est également exposé à les rencontrer. Cependant la statistique démontre que, toutes choses égales, ce sont les amputations primitives qui offrent le plus de chances de salut.

2° Appareils emplastiques.

	Aux doigts.	66
PLAIES PAR ARRACHEMENT.	A la paume de la main	12
	Aux bras.	19

Ulcères atoniques et variqueux 59
    » spécifiques ou douteux. 23

La moyenne de l'application de la coque emplastique ou des pansements a été : en hiver, 10 à 12 jours; en été, 6 à 8 jours.

Après chaque pansement, les plaies ont été trouvées vermeilles et le pus de bonne nature.

La durée du traitement a été selon la gravité de l'accident. Quand il a fallu faire des amputations ou des résections, celles-ci ont été consécutives, si la lésion était parfaitement limitée. Les chairs meurtries et déchirées, ont été abandonnées à la suppuration. Grâce aux pansements emplastiques, nous pouvons dire que nous avons obtenu des cicatrisations aussi régulières que si nous avions employé le couteau. Dans les plaies par arrachement, les dangers de l'inflammation sont bien plus immédiats que dans les fractures. Aussi les amputations primitives nous ont-elles généralement mal réussi.

TABLE DES MATIÈRES.

SECONDE PARTIE.

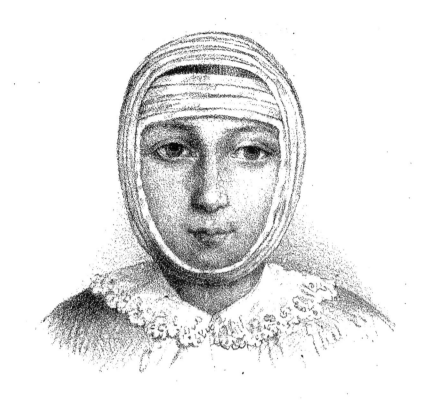

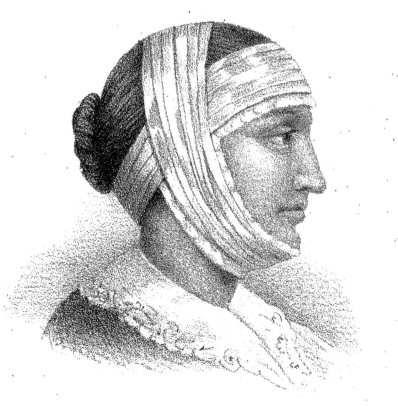

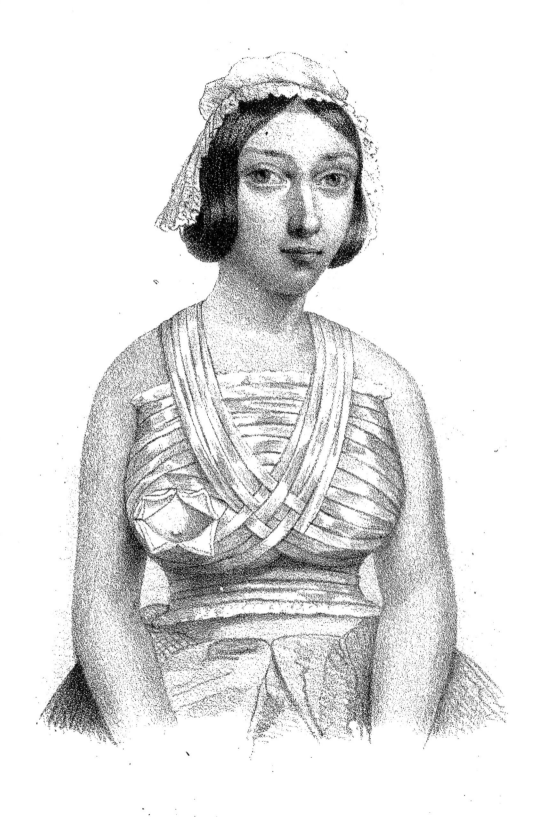

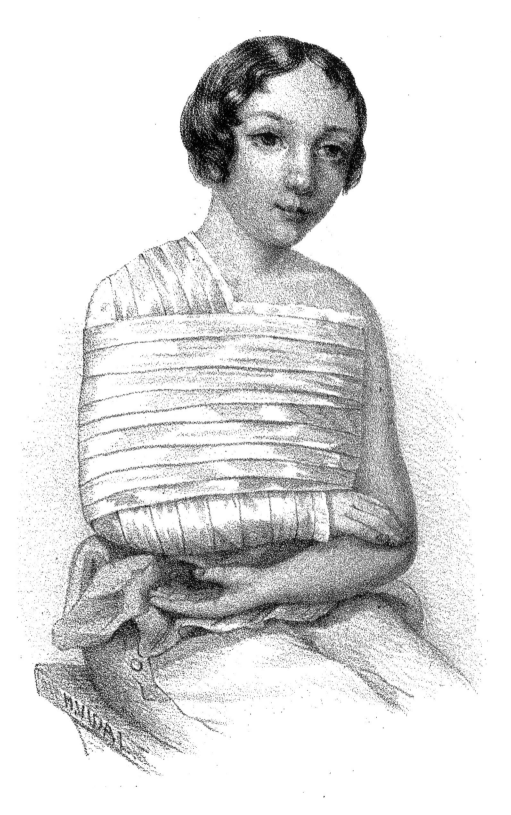

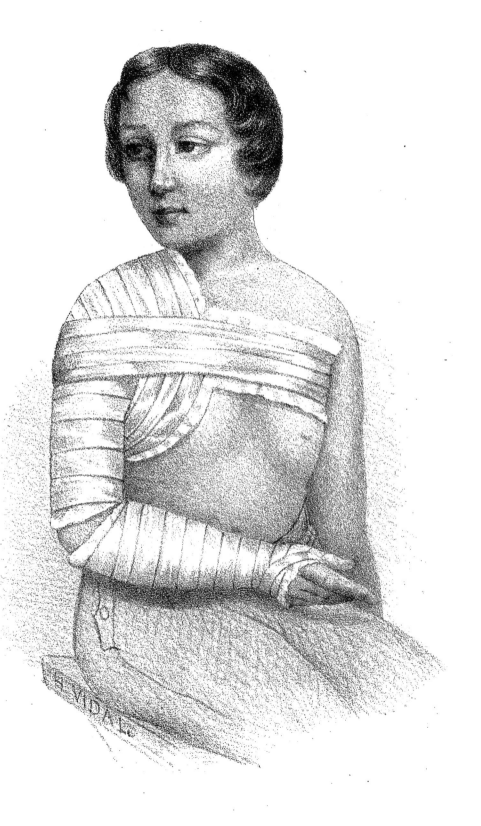

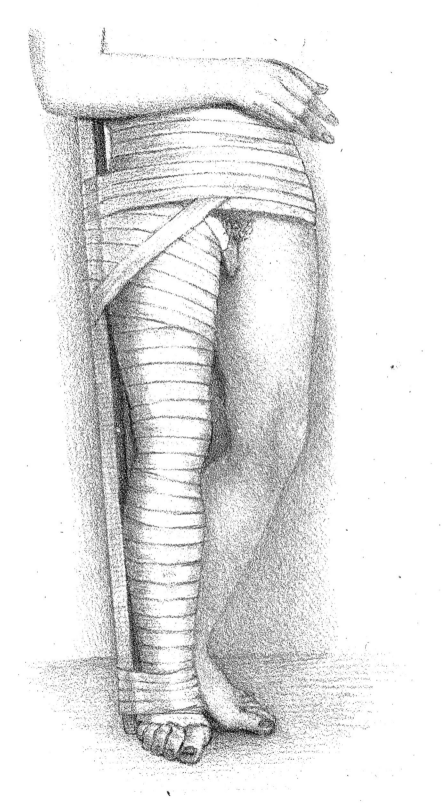

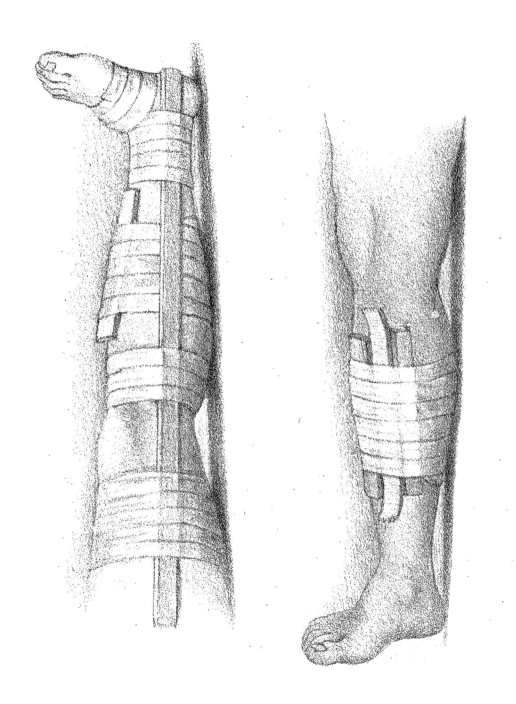

OUVRAGES DU MÊME AUTEUR.

_____

Histoire de l'Anatomie. Gand , 1840. Un vol. in-8°.

Une nouvelle édition de cet ouvrage paraîtra dans le courant de cette année, et comprendra l'examen des travaux anatomiques qui ont paru depuis 1840 jusqu'à 1852.

Histologie ou anatomie de texture appliquée à la physio-logie et à la pathologie. Un vol. in-8°, avec planches gravées sur pierre, etc. Gand , 1843.

Nouvelle édition du même ouvrage, entièrement revue et augmentée. Un vol. grand in-8°, avec des gravures sur bois, intercallées dans le texte.

Études sur André Vésale. Gand, 1841. Un volume grand in-8°. — Édition de luxe avec un magnifique portrait de Vésale, d'après une gravure du temps de cet illustre ana-tomiste et un fac-simile de son écriture, ouvrage publié sous le patronage des médecins belges.

Tableaux synoptiques de clinique chirurgicale. Gand , 1851. Un vol. grand in-8°.

Une traduction de cet ouvrage vient d'être faite par MM. les docteurs Ravoth et Vocke. Berlin, 1851. Un vol. in-4°.

DANS L'ENCYCLOPÉDIE NATIONALE, OUVRAGES PUBLIÉS
SOUS LES AUSPICES DE SA MAJESTÉ LE ROI DES BELGES.

Traité de Chirurgie. 2 vol. avec planches. Bruxelles, 1853.
Projet de cités ouvrières, in-4°, avec plan gravé. Gand, 1852.

Sous presse :

Génie de la Chirurgie, in-8°, avec planches.

MÉMOIRES DIVERS.

DANS LES ANNALES ET BULLETINS DE LA SOCIÉTÉ DE MÉDECINE DE GAND.

De l'induration de l'Encéphale dans l'épilepsie, notamment des éminences olivaires. *Bulletin*, 1835.

Note sur un calcul rénal monstrueux.

Compte-rendu du Congrès médical belge de 1835.

Mémoire sur les calculs enchâtonnés. *Bulletin*, 1836.

Philosophie anatomique. — Études sur les monstruosités considérées dans leurs rapports avec les lois de l'organogénésie.

Acéphalie.

Anencéphalie.   } *Annales*, 1837.

Monopie.

Essai sur l'unité de composition du foie et des poumons. *Annales*, 1838.

Mémoire sur une restauration de la face, précédé d'un aperçu historique sur l'autoplastie depuis son origine jusqu'à nos jours. *Annales*, 1839.

Des rapports physiologiques et pathologiques de l'oreille interne et du cervelet. *Annales*, 1842.

Observations autoplastiques. *Annales*, 1841.

Du ramollissement pultacé de l'estomac et rupture sous-péritonéale de ce viscère, suivie d'emphysème général et de suffocation. *Annales*, 1847.

De la rupture sous-péritonéale du duodénum. *Annales*, 1850.

Chair et sang, ou analogies entre les globules du sang et les fibres musculaires primitives. *Annales*, 1848.

Observations pour servir à l'histoire des résections osseuses. *Annales*, 1851.

Essai sur l'inflammation. *Annales*, 1851.

Considérations sur les abcès. *Annales*, 1851.

Essai sur la strychnine dans les paralysies, les névralgies et les convulsions. *Annales*, 1851.

De l'état puerpéral. *Annales*, 1851.

Des injections iodées dans le péritoine. *Annales*, 1851.

Du traitement par l'iode et les huiles grasses. *Annales*, 1851.

Des plaies pénétrantes du cou. *Bulletin*, 1851.

Observations de toxiémie ou d'infection purulente.

Études cliniques. — Paralysie traumatique du nerf facial.
Annales, 1852.

DANS LE BULLETIN DE L'ACADÉMIE ROYALE DE MÉDECINE
DE BELGIQUE.

Essai sur les effets des huiles grasses.

Observation remarquable de compression des nerfs pneumo-
gastriques et grands sympathiques, suivie de mort.

Des tumeurs des lèvres et de l'anus et de l'opération du bec-
de-lièvre à la naissance, 1852.

CPSIA information can be obtained
at www.ICGtesting.com
Printed in the USA
BVHW04*1210180918
527831BV00013B/902/P